AF402174

HYDROTHÉRAPIE

DES FAMILLES

Dirigée par J.-L. PICHERY

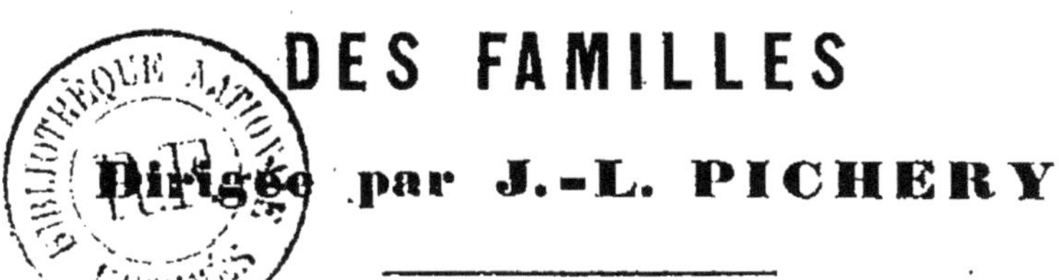

TRAITEMENT MÉDICAL

TRAITEMENT HYGIÉNIQUE

NOTICE SUR L'HYDROTHÉRAPIE

NOTICE SUR LE MASSAGE

QUELQUES MOTS SUR LA GYMNASTIQUE

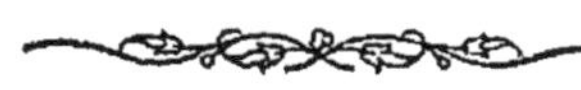

PARIS

MAISON DU GYMNASE PICHERY

RUE PASQUIER, 36, VIS-A-VIS LA CHAPELLE EXPIATOIRE

et boulevard Haussmann, 73.

TRAITEMENT MÉDICAL

CONSULTATIONS ET OBSERVATIONS

Douche

Simple et en pluie. — Écossaise. — Ascendante. — Péri-néale. — Bain de siége à eau courante. — Sudations. — Lotions.

Préparations à la douche

Séchage. — Exercices et frictions avant et après la douche.

Cabine particulière chauffée selon l'ordonnance

Linge : Peignoirs et serviettes.

Le Médecin du malade peut assister à l'administration de la douche.

Un bulletin médical mensuel sera publié. Les observations recueillies par les soins des médecins y seront insérées.

ABONNEMENTS { Une fois par jour, le mois. **100 fr.**
Deux fois par jour, le mois. **160 fr.**

LES ABONNEMENTS SE PAIENT D'AVANCE

TRAITEMENT HYGIÉNIQUE

DOUCHE

En jet, en lame, en pluie,
ascendante.

Une douche seule...	2	»
Par mois..........	30	»
Par quinzaine......	16	»

DOUCHE ÉCOSSAISE

Une douche seule....	2f 50	
Par mois..........	60	»
Par quinzaine......	25	»

LOTIONS FROIDES

Avec frictions et exercices.

Une seule..........	30	»
Par mois..........	75	»
Par quinzaine......	40	»

BAINS DE SIÉGE

A eau courante avec douche
ascendante

Un seul..........	2f 50	
Par mois..........	60	»
Par quinzaine......	32	»

SUDATIONS

Une seule..........	2f 50	
Par mois..........	60	»
Par quinzaine......	32	»

SOINS A DONNER

AVANT ET APRÈS LA DOUCHE
Exercices, Frictions

Par mois..........	15	»
Par quinzaine......	8	»
Avec massage courant		
en sus..........	1	»

GRAND MASSAGE

ou massage couché

La séance..........	3	»

—

ABONNEMENTS de FAMILLE

LES ABONNEMENTS SE PAIENT D'AVANCE

La rue Pasquier est large et peu fréquentée,
une station de voitures publiques y est établie.
Les jardins du Square se trouvent devant l'établissement et bordent le boulevard Haussmann.
Les voitures de maîtres peuvent y stationner à
l'aise. Tous les abords en sont vastes, on y
jouit du grand air et de l'ombre des arbres.

PROSPECTUS

L'usage de l'hydrothérapie tend à devenir de jour en jour plus général, et si ce moyen précieux est entravé dans sa marche, quoiqu'il ne relève pas de l'école de médecine et qu'il ne soit encore protégé par aucun diplôme, c'est que, dans son emploi, il est nécessaire d'observer certaines conditions, certains soins, que réclame notre climat, et qu'il est rarement possible de se donner chez soi, moins peut-être par la difficulté du local que du personnel.

La douche est un remède héroïque que l'on ne doit employer que dans des conditions déterminées, qu'il est absolument nécessaire d'observer.

Pour bien prendre une douche, le malade ou l'éxécutant doit :

1° Etre disposé par quelques exercices préparatoires.

2° Le temps employé pour se déshabiller et aller à la douche doit être très-court, de façon à ce que la température du sujet n'en soit pas diminuée. (*Une robe de chambre fermant à deux boutons seulement n'emploiera aucun temps appréciable pour passer à la douche.*)

3° On évitera tout courant d'air.

4° La température de la cabine sera réglée de façon à ce qu'un refroidissement du sujet ne puisse avoir lieu.

5° Il est nécessaire que le malade n'éprouve aucune crainte, aucune hésitation pour faire une réclamation quelconque, pour dire ce qu'il éprouve ou ce qu'il croit éprouver, en un mot il faut qu'il soit comme chez lui, plus libre et mieux que chez lui, assuré de trouver immédiatement une personne et des soins tout prêts.

6° Après la douche viennent les opérations du séchage et de la réaction. Ces opérations sont d'une importance capitale ; elles doivent préserver de tout accident et assurer la réaction et le complet effet de la douche ; elles consistent dans une friction rapide avec peignoir et serviettes, dans un demi-massage suivi d'exercices de 5 à 10 minutes.

7° Ces pratiques observées, le sujet pourra être rendu à lui-même, se livrer à la promenade, ou reprendre ses occupations habituelles ; il peut échapper aux prescriptions.

Comme on peut le voir, il est peu de personnes qui puissent être à même de s'assurer chez eux tous les jours un pareil régime, bien qu'il n'ait rien d'effrayant ni de difficultueux, rien que de très-facile à exécuter.

Ce ne sont pas seulement des malades qui doivent user de l'eau froide, la santé générale des habitants des grandes villes veut une hygiène vigoureuse qui répare le tort des mœurs sédentaires ou d'habitudes sociales, et si nos grands établissements ne sont pas plus remplis, s'ils ne reçoivent que des malades dont le plus souvent l'existence est menacée, nous devons croire qu'une des causes principales doit être attribuée au prix élevé de leurs tarifs ; et, d'un autre côté, si l'on ne se livre pas aux soins mercenaires des établissements de bains ordinaires, c'est qu'on redoute, avec raison, de s'exposer à des refroidissements, à des rhumes, et à toutes les conséquences funestes qui peuvent en découler.

Depuis longtemps déjà plusieurs médecins de ce quartier m'avaient manifesté le regret de n'avoir pas à leur disposition une hydrothérapie convenable, bien aménagée, qui pût satisfaire aux différentes prescriptions, où ils puissent, comme chez eux, suivre leurs malades, indiquer la mesure à observer et les modifications à apporter dans le traitement; possédant un personnel exercé, connaissant assez d'anatomie pour bien comprendre une ordonnance et diriger la douche avec sûreté et précision ; pourvue en outre d'une Gymnastique, entendue, appropriée, sans laquelle il est impossible d'obtenir des réactions régulières et suffisantes, et sans laquelle on ne peut éviter les dangers qui peuvent résulter de mauvaises dispositions du malade avant la douche, ou d'imprudences, de réactions incomplètes, ou de refroidissements qui pourraient la suivre.

Des invitations directes m'ont été adressées : en les acceptant, je crois devoir indiquer de quels titres je m'autorise pour entreprendre une pareille tâche. Depuis plus de vingt ans, j'ai formé des hommes aux pratiques des exercices et du massage pour les grands établissements d'hydrothérapie ; j'ai fourni à ces établissements les appareils appropriés pour les soins à donner avant et après la douche ; j'ai suivi les études et les travaux scientifiques du Docteur Fleury, à Bellevue, à Villiers, Plessy-Lalande et à Passy ; je lui ai donné, à lui-même, des soins personnels jusqu'à ces derniers moments ; j'ai été mis à même, par mes relations quotidiennes avec MM. Bouland, Bouley, Wertheim, Vidart, Gilbert d'Hercourt, Macario, Lubansky, de comparer les différentes formes de l'administration de l'eau froide, d'en reconnaître les dangers et d'en éviter les acccidents, et enfin j'ai publié plusieurs travaux et une étude dans laquelle se trouvent analysées les données théoriques et critiques des publications les plus importantes sur cette matière, dont je donne plus loin un résumé.

Depuis que nous sommes ouverts, bien des personnes se sont présentées pour prendre des douches pour des causes légères, qui ressortent plutôt de l'hygiène que de la maladie proprement dite; elles ont trouvé le prix *du traitement* trop cher. C'est donc après avoir mûrement pesé toutes ces causes que nous nous sommes décidé à établir un service d'hygiène qui réponde aux plus sévères exigences et dont l'usage journalier soit à de faciles conditions.

NOTICE

———

L'hydrothérapie est un système de thérapeutique dans lequel le rôle fondamental est réservé à l'eau. Cependant, comme la préférence donnée à ce liquide est motivée, moins par ses propriétés essentielles que par la facilité avec laquelle il se prête à la prompte création d'états thermométriques divers à la surface du corps, et que, d'une autre part, le régime diététique et l'exercice musculaire occupent une place considérable dans ses prescriptions, il serait plus exact de dire que l'hydrothérapie est l'art de conserver la santé et de traiter certaines maladies par l'emploi méthodique de la chaleur et du froid, de l'exercice et du régime.

En réalité, c'est la substitution des moyens naturels aux procédés de la polypharmacie et une sorte de triomphe de la médecine des asclépiades sur la philosophie hermétique.

Moins exclusive, d'ailleurs, et moins hautaine que la plupart des doctrines nouvelles, elle s'inspire des sciences biologiques, les suit dans leur évolution, se perfectionne avec elles et ne dédaigne pas, à l'occasion, les agents ordinaires de la pharmacie, soit à titre d'auxiliaire, soit à titre de moyen principal.

Ainsi comprise, l'hydrothérapie peut heurter des préjugés, froisser des intérêts ou des amours-propres, mais elle est d'acord avec la raison et la science, et possède une indéniable puissance et une immense généralité d'action.

Telle n'est point l'idée, nous le savons, que l'on se fait généralement de cette thérapeutique nouvelle ; et, en effet, la dénomination qu'elle porte présente à l'esprit un sens beaucoup plus restreint.

L'origine de la méthode hydriatique a quelque chose d'étrange. Son fondateur, Priessnitz, était un paysan de la Silésie autrichienne, entièrement étranger aux sciences médicales, mais pourvu d'une certaine éducation et doué d'une grande finesse d'observation et d'un fond rare d'énergie et de persévérance. L'histoire de cet homme tient du prodige. Né dans une des modestes habitations qui couronnent le sommet du Græfenberg, il eut souvent l'occasion d'observer, dans son enfance, les merveilleux succès de l'eau froide dans la médecine vétérinaire. Il en éprouva lui-même les heureux effets à la suite d'un accident dont il avait été victime et que le chirurgien déclarait irrémédiable. Cette preuve personnelle l'ayant convaincu encore plus de la valeur du remède, il fit diverses expériences sur les animaux et en tenta l'application sur les malades de son voisinage. De remarquables cures lui firent obtenir de l'autorité autrichienne le droit de soigner des malades chez lui. On vit bientôt affluer rapidement dans sa maison des clients de toutes les classes et de tous les pays. Il fonda un établissement dont la vogue, sans précédent, demeurera certainement sans analogue. Il est mort en 1852, riche de plusieurs millions.

Nous l'avons déjà dit, Priessnitz était complète-
ment étranger aux notions les plus élémentaires des
sciences médicales. Ses connaissances théoriques se
bornaient à un humorisme grossier et populaire.
Dans l'ensemble si varié des affections humaines, il
ne voyait qu'une cause morbide, l'humeur peccante,
et qu'un remède, l'expulsion de cette humeur, à l'aide
des *crises* déterminées par l'application de l'eau
froide. Il attachait en conséquence une importance
extrême aux éruptions cutanées que développe souvent ce topique et qui ne constituent que des épiphé-
nomènes sans constance et sans intérêt. Sa pratique
s'est ressentie d'une telle ignorance. Il est tombé
dans des exagérations évidentes ; ne sachant pas modi-
fier ses moyens en raison de l'infinie variété des circonstances individuelles, il a dû emprisonner son art
dans une formule étroite, systématique, uniforme,
insuffisante pour les uns, dangereuse pour les autres.
Incapable de saisir les contre-indications absolues ou
relatives, temporaires ou permanentes, il a dû comp-
ter bien des victimes ; mais, s'il n'a pu élever l'hydrothérapie à la hauteur d'une institution vraiment
scientifique, il lui a été donné d'en démontrer l'héroïque efficacité par une immense et éclatante expé-
rimentation. Et telle est la valeur curative de sa
méthode et la multiplicité de ses indications que,
malgré les conditions défavorables de l'expérience,
le nombre et l'importance du succès ont jeté une
ombre discrète sur les revers. Ceux-ci cependant
n'ont dû être ni rares ni douteux. On le croira facilement quand on saura que l'instrument manié par
Priessnitz rivalise de puissance avec les agents les
plus actifs dont la chimie a doté la pharmacie con-

temporaine, avec l'arsenic, le sublimé corrosif et les alcaloïdes les plus toxiques.

Aussi sa mise en œuvre exige-t-elle autre chose que l'inspiration ou les vagues données d'un empirisme ignorant. C'est ce qu'ont parfaitement compris les médecins instruits et consciencieux qui ont étudié ce sujet. La France peut citer avec orgueil les noms de Scoutetten, de Schedel, de Lubanski et surtout celui du docteur Fleury, car nul n'a apporté plus d'ardeur, plus de savoir et plus de talent à l'étude et à la vulgarisation de l'hydrothérapie scientifique. Du reste, les nombreux travaux sortis de sa plume aussi originale que féconde forment le cercle complet de l'histoire de la théorie et de la pratique de ce moyen.

Les pratiques de l'hydrothérapie rationnelle diffèrent donc notablement de celles de Græfenberg ; prenant la science et la raison pour guides, elles ont dû successivement dépouiller tout ce que l'inventeur y avait mis de rudesse, d'étrangeté, d'exagération et d'empirique uniformité.

Ses principaux agents sont le *régime alimentaire*, l'*exercice musculaire*, la *sudation* et l'*eau froide intus et extra*.

Priessnitz recommandait à ses malades de manger beaucoup ; l'alimentation se composait de viandes rôties, de poisson, de légumes, de lait et de fruits. Elle était commune à tous les âges, à tous les sexes, à tous les tempéraments, à toutes les maladies. C'était évidemment une faute. « La nourriture d'un goutteux ne peut ressembler à celle d'une femme chlorotique, ni à celle d'un malade chez lequel l'estomac ou les intestins sont en souffrance. » (Lubanski.)

On doit en dire autant des habitudes qui naissent de l'éducation et du milieu où l'on a vécu. Ce n'est donc pas sans inconvénients que Priessnitz soumettait les personnages de la société la plus élevée au régime qui lui avait réussi chez les paysans allemands.

Dans le principe, tous les aliments étaient froids ; mais plus tard il semble avoir renoncé à cette prescription. Le vin, la bière, le café, le thé étaient sévèrement proscrits. C'est encore une exagération contraire aux lois de l'hygiène et dont la science a dû faire justice.

En somme, la nourriture doit être abondante, de facile digestion et appropriée aux diverses circonstances individuelles.

« L'exercice musculaire est l'un des agents les plus puissants et les plus importants de l'hydrothérapie ; on le comprendra facilement en tenant compte des influences exercées par la digestion, la respiration, la circulation, les sécrétions, la température animale, influences qui ont été signalées par Proust, Liebig, Lehmann, Becquerel, Breschet, Béclard, etc. »

« L'exercice musculaire est l'adjuvant le plus précieux des applications extérieures d'eau froide pour activer la circulation capillaire générale et la régulariser ; pour stimuler l'appétit et la digestion, l'absorption et les sécrétions ; pour rétablir les fonctions de la peau. Après les douches et les diverses applications de la médication excitante, l'exercice est indispensable et rien ne peut le remplacer pour préparer le corps à recevoir le contact de l'eau froide et surtout pour favoriser la réaction. » (FLEURY.)

Est-il nécessaire ou avantageux de recourir à des

exercices d'une espèce déterminée ? La promenade
est l'exercice que l'on conseille le plus souvent ; mais
la marche est évidemment nuisible ou impossible
chez les sujets atteints de maladies articulaires, de
goutte, de déplacements utérins, d'affections organiques du cœur, etc.

« La gymnastique de l'opposant, créée par
M. Pichery et que nous avons adoptée nous paraît ren-
fermer tous les ménagements et toutes les ressources
nécessaires. » (FLEURY.)

« Il est d'ailleurs des cas où la promenade ne remplit pas le but que l'on se propose. Faites promener
un homme que les tristes pensées absorbent, vous
ne faites pas ce que vous pouvez faire pour lui. Toujours en présence de lui-même, son imagination ne
se laissera pas distraire facilement, ses maux réels ou
imaginaires ne cesseront pas de le préoccuper. A
chaque excursion, il vous fera part de quelque nouveau tourment qu'aura découvert son esprit chagrin
et inquiet. La beauté du paysage et la variété des
sites le distrairont d'abord, mais, cette influence une
fois épuisée, vous n'obtiendrez que peu ou rien du
moyen sur lequel vous comptez.

«Nous avons adopté la gymnastique de M. Pichery
comme se prêtant mieux aux différentes indications.
Quelques minutes de ces exercices dirigés convena-
blement suffisent pour obtenir une réaction complète
et rétablir le calme dans le système circulatoire. Le
malade peut alors sans danger être rendu à lui-
même. » (LUBANSKY.)

A Græfenberg, dit Schedel, tous les malades sont
pourvus d'une scie, d'un chevalet et d'une hache. Les
dames, les jeunes personnes, comme les hommes,
sont obligées de fendre et de scier du bois. Priessnitz

repoussait les exercices de la gymnastique comme trop violents et dangereux. S'il s'agissait, en effet, des prouesses de la gymastique athlétique, ses appréhensions sont légitimes, mais elles n'ont aucun fondement relativement à l'usage de la gymnastique méthodique, des procédés du massage ou de l'exercice passif. A ce sujet, l'opinion des hydropathes est unanime et formelle. Non-seulement, en combinant l'emploi de ces deux moyens, on arrive à d'excellents résultats, mais encore on peut dire que l'un sert de correctif à l'autre. La plupart des accidents graves survenus dans les établissements d'hydrothérapie sont dus à ce que le malade a négligé les prescriptions relatives à l'exercice. Il suffit de se rappeler l'action physiologique du mouvement *(voir la méthode)* pour être convaincu que nul procédé ne lui est supérieur, soit pour provoquer le passage dans le torrent circulatoire du liquide ingéré dans l'estomac, soit pour déterminer la réaction après les applications froides. Il est même démontré qu'un exercice préalable et modéré dispose favorablement le corps et le rend plus apte à affronter et à supporter toute la douche, l'immersion et généralement toutes les manœuvres de l'hydrothérapie.

L'administration de l'eau froide à l'intérieur a eu de nombreux apologistes. C'est encore, à notre avis, M. Fleury qui a le mieux formulé les conditions de son application. Celle-ci ne fait pas, du reste, essentiellement et nécessairement partie d'un traitement hydrothérapique. C'est toujours au médecin à décider de son degré d'opportunité et à en régler scrupuleusement la quantité, la température et les autres circonstances de son ingestion.

D'après l'auteur que nous venons de citer, une

basse température; les doses fractionnées et l'exercice sont les trois conditions imposées par l'hydrothérapie. Mais est-il vrai, ajoute-t-il, que, dans ces limites, l'administration de l'eau froide à l'intérieur et à
hautes doses soit toujours utile ou au moins inoffen-
sive ? On peut hardiment répondre par la négative,
et nous avons pu constater que la pratique de Priessnitz réussit toujours fort mal chez les sujets
chlorotiques, débilités, lymphatiques, scrofuleux ;
chez ceux qui sont en proie à la cachexie syphili-
tique, mercurielle, plombique, paludéenne, etc.

A la température de 4 à 8 degrés et à la dose de 8
à 10 verres par 24 heures, l'eau est tonique. Le
malade doit faire de l'exercice et prendre l'eau par
demi-verre.

A la température de 6 à 10 degrés et à la dose de
20 ou 30 verres, l'eau est altérante et sudorifique.

A l'extérieur, l'action de l'eau diffère essentiellement suivant son mode d'application. Si le contact
est prolongé, l'effet est réfrigérant, sédatif, astrin-
gent, antiphlogistique. Dans le cas contraire, l'effet
obtenu est excitant. Cette opposition de résultats
agrandit considérablement le champ de l'action physiologique et curative de l'eau froide. Mais pour que
ses effets soient tranchés et puissants, il importe de
s'entourer d'un certain nombre de précautions dont
la négligence exposerait à de singuliers mécomptes.
Pour obtenir la sédation, la température la plus convenable est d'environ 10 degrés ; plus basse, il sur-
vient des douleurs intolérables et même des gangrènes
locales et d'autres graves accidents. Plus élevée,
l'action est moindre et difficilement obtenue. Il existe
cependant une certaine latitude à cet égard, et elle
est relative à la vigueur du sujet, et aussi à l'inten-

sité des effets que l'on cherche. La constance de la température est encore un élément important ; si l'eau s'échauffe, la réaction se produit trop tôt et l'opération a manqué le but. On peut, néanmoins, avec quelques soins, commencer par un degré un peu plus élevé qu'il ne faut, l'abaisser graduellement et l'élever ensuite légèrement vers la fin pour faciliter la réaction.

Le mode d'application le plus simple est l'immersion totale ou partielle ; mais, à la rigueur, elle peut être remplacée par l'affusion, l'irrigation, les douches, les compresses, l'enveloppement dans un drap mouillé, etc. La continuité du contact n'est pas indispensable ; souvent, au contraire, les applications intermittentes doivent être préférées, mais en ayant toujours soin d'éviter le retour de la chaleur.

Quant à la durée générale de l'application, on ne saurait établir de règles fixes. Elle doit être continuée jusqu'à réalisation complète de l'effet demandé. On se souviendra néanmoins qu'une immersion trop courte n'expose qu'à reprendre l'opération aussitôt que l'on s'aperçoit de son insuffisance, tandis qu'une trop longue application du froid peut entraîner les plus graves conséquences et même la mort immédiate. Une immersion partielle peut durer plusieurs heures, mais une immersion générale doit être rarement prolongée au delà de quinze minutes.

Sous l'influence du froid, les vaisseaux capillaires se contractent, la circulation des globules s'y trouve ralentie ; le sang abandonne la peau et les tissus superficiels, et se réfugie vers les centres. Si cette action se prolonge 25 ou 30 minutes et à la température d'environ 10 ou 12 degrés, la chaleur animale s'abaisse de quelques degrés, la fréquence du pouls diminue sans modification sensible de la respiration.

2.

Nous verrons un peu plus loin la part que la médecine peut tirer de ces changements importants.

Si l'application froide a été brusque et courte,
cette concentration initiale du sang est suivie rapidement de l'ensemble des phénomènes que l'on désigne
sous le nom de réaction.

Le sang retourne à la périphérie avec une vitesse
extrême. La peau rougit et s'échauffe ; le pouls et la
chaleur animale reviennent à leur chiffre normal.
L'eau froide a joué, dans ces conditions, le rôle d'un
excitant puissant. C'est ce dernier effet que recher-
che le plus ordinairement l'hydrothérapie.

L'expérience a démontré à M. Fleury que, « toutes
choses égales d'ailleurs, la réaction est d'autant plus
prompte et plus énergique que l'atmosphère est plus
chaude, que le sujet se livre à un exercice musculaire plus actif, que l'eau frappe les tissus avec plus
de force, et que la réaction est plus prompte qu'après
une application relativement longue, avec de l'eau
moins froide. »

La douche est le meilleur moyen d'obtenir ce
résultat. Ce moyen présente un certain nombre de
variétés. on peut les diviser en douches *verticales* et
en douches *mobiles*. Les premières sont générales,
les secondes sont destinées à frapper seulement un
organe ou une région. Verticales ou mobiles, on dit
qu'elles sont en *colonne*, en *pluie*, en *lame simple*,
en *lames concentriques*, etc., suivant la forme
qu'affecte le courant liquide. Ces diversités de forme
entraînent des modifications de puissance d'autant
plus utiles qu'il faut que la douche soit proportion-
nelle à la puissance de réaction du sujet, puissance
variable avec chaque individu, et qui doit être déterminée par une espèce de tâtonnement préalable.

Outre les douches, l'hydrothérapie emploie fréquemment les lotions, les affusions, les fomentations, les irrigations, les bains, etc.

Les lotions se pratiquent avec une serviette ou une grosse éponge. Elle peuvent être réitérée plusieurs fois dans la même séance.

Ce moyen, le plus simple de ceux qu'emploie l'hydrothérapie, a droit à une mention spéciale.

Il s'associe tout naturellement à la gymnastique de chambre et constitue avec elle un système complet d'hygiène et de prophylaxie, et il peut même suffire à la plupart des exigences de la thérapeutique des états aigus et chroniques d'une médiocre gravité. Moins effrayant et moins puissamment perturbateur que l'affusion et la douche, il constitue une préparation au contact de l'eau froide et comme un acheminement vers une pratique hydrothérapique plus active, dans le cas où celle-ci deviendrait une nécessité.

Le sujet est livré d'abord à un exercice modéré de quelques minutes pour activer la circulation et la respiration, et réchauffer ainsi la peau. Le raisonnement et l'expérience sont d'accord pour établir que, dans ces conditions, l'eau froide est mieux supportée et que la réaction est plus sûre, plus prompte et plus franche. Cet exercice préalable a, dit-on, pour but de créer la *préaction*.

Le malade est déshabillé ensuite ; il est placé dans un bassin destiné à recueillir l'eau, et on lui passe rapidement sur tout le corps une grosse éponge mouillée. Cette manœuvre peut être prolongée, suivant les indications, jusqu'à 5 ou 6 minutes ou ne durer que quelques secondes. On prend ensuite un linge sec et un peu rude et on l'essuie vivement. On lui fait faire immédiatement un nouvel exercice pour provoquer la réaction.

L'affusion est constituée par la projection brusque de l'eau froide sur la totalité du corps ou sur une de ses régions ; elle diffère de la douche par un moindre degré de percussion. C'est un moyen puissamment perturbateur.

L'irrigation donne un effet sédatif local, prompt et durable. Elle est surtout utile dans le traitement des accidents traumatiques, mais elle peut aussi remplacer avec avantage les autres moyens antiphlogistiques des autres phlegmasies.

Les fomentations ou applications de compresses froides donnent des effets excitants ou sédatifs, suivant leur mode d'emploi. *L'enveloppement dans le drap mouillé* n'est qu'une fomentation générale.

D'après Schedel, l'hydrothérapie remplit un grand nombre d'indications d'hygiène et de prophylaxie. Elle est surtout utile aux sujets prédisposés à la goutte, aux scrofules et à la phthisie.

Elle agit comme un antiphlogistique puissant dans le traitement des phlegmasies, des congestions, des pyrexies, des hémorrhagies, du rhumatisme aigu, etc.

Elle est antispasmodique et précieuse contre toutes les affections, depuis le plus simple mal jusqu'aux névroses les plus rebelles et les plus graves.

Le cercle de ses indications s'est depuis élargi considérablement. M. Fleury a démontré par le raisonnement et par l'exemple qu'elle peut réaliser les résultats des méthodes antiphlogistique, sédative, reconstituante et tonique, excitante, révulsive, résolutive, antipériodique, altérante, etc.

Cette quasi-universalité d'indications, qui étonne singulièrement au premier abord, et qui semble même appeler quelque défiance, n'avait cependant pas échappé à la sagacité des esprits sérieux qui l'étudièrent les premiers en France, et plutôt au point de vue critique qu'à celui de l'apologie.

L'hydrothérapie, disait Scoutetten, n'est pas un système médical nouveau, mais elle peut y conduire. Deux ans après, en 1845, Schedel écrivait : « Sans partager l'engouement de ceux qui voient dans l'hydrothérapie une panacée universelle, j'ai toujours pensé que si elle venait à s'établir sur la base solide des faits et de l'observation, elle ferait époque dans l'histoire de la médecine pratique. »

Cette prévision devait bientôt se réaliser. En 1847, M. Lubanski publiait soixante-trois observations de maladies chroniques traitées avec succès par l'eau froide. Ses expériences embrassaient une grande partie du cadre nosologique. On y trouvait des fièvres typhoïdes de diverses formes, des affections gastro-intestinales, des névroses, des dyscrasies, des cas nombreux de goutte et de rhumatisme chronique, des dermatoses, etc. Un peu plus tard, M. Fleury publiait un traité complet de clinique hydrothérapique, et MM. Gilbert d'Hercourt, Bouley, Duval, Bouland, Wertheim, Macario, etc., marchant dans la même voie, enrichissaient les jeunes annales de la nouvelle méthode d'une collection de faits aussi probants qu'inattendus.

L'expérience aujourd'hui est enfin si complète et si concluante que, si l'on éprouve un étonnement, c'est de voir l'hydrothérapie occuper encore dans la pratique une place aussi restreinte et aussi exceptionnelle, et réveiller encore dans l'esprit public et dans celui des médecins l'idée d'un redoutable paradoxe, que l'on ne songe à utiliser que dans les circonstances les plus critiques, et le plus souvent quand tout est désespéré. Il en est ainsi de la plupart des vérités populaires. Avant de devenir banales, elles ont dû faire un stage long et pénible à la porte de l'opinion. L'émétique, le mercure, l'opium, le quinquina ont eu à lutter contre les mêmes préjugés et les mêmes appréhensions. Donc, ne désespérons pas des destinées de l'hydrothérapie ; elle aussi aura son heure de triomphe.

Il n'entre ni dans notre intention, ni dans notre but de suivre l'hydrothérapie dans ses nombreuses applications médicales. Nous avons voulu seulement insister sur la valeur de cette méthode, dissiper, autant qu'il est en nous, les préjugés et les appréhensions qui règnent encore à son sujet dans certaines fractions du public, et démontrer enfin que l'exercice en est l'adjuvant le plus salutaire et l'indispensable correctif.

Après avoir rendu à cette méthode thérapeutique la justice qui lui est due, nous devons signaler les dangers et les inconvénients de l'eau froide. Manié sans circonspection et sans adresse, cet agent cesse d'être innocent. Il cause des inflammations diverses, des bronchites, des pneumonies, des rhumatismes, etc. Il amène une hyposthénisation profonde qui peut aller jusqu'à la mort immédiate, comme on en connaît quelques exemples et comme il en existe sans doute quelques autres qui ont été prudemment dissimulés. Ces catastrophes trop réelles n'ont rien qui doive surprendre ni décourager. Les forces de la nature sont aveugles ; elles créent ou anéantissent au gré de l'intelligence ; le projectile est innocent de la direction que l'arme lui imprime ; la vapeur et l'électricité sont, ou les dociles servantes de l'industrie ou d'incomparables agents de destruction, suivant le degré de sagesse qui préside à leur mise en jeu. Et l'effet nuisible ou favorable est toujours, bien entendu, en raison directe de la puissance de l'instrument. Il en est ainsi de l'eau froide. Or, pour nous comme pour tout le monde, il doit être bien entendu qu'on ne peut employer des mains inhabiles.

Il y a dans la pratique de l'hydrothérapie un autre écueil. Si l'on a bien saisi le mécanisme de son action sur l'économie, on sait qu'il en résulte des effets excitants et toniques, un surcroît de vitalité que suit un inexprimable bien-être. Cet excès d'énergie organique et fonctionnelle, comparable, jusqu'à un certain point, à celui que produisent l'alcool et les excitants diffusibles, appelle facilement l'abus comme ces derniers. Personne n'ignore que l'ivrogne, dans ses libations, obéit moins à la gourmandise qu'à un besoin interne, à un vague sentiment de défaillance, à un état de prostration morale et physique dont l'alcool est à la fois la cause et le remède. L'habitude, en un mot, a fait de l'alcool l'excitant indispensable de son organisation engourdie.

Quelque chose d'analogue a lieu relativement à l'hydrothérapie. Celui qui abuse de ce moyen d'excitation se condamne fatalement à vivre désormais d'artifice et à en exagérer graduellement la dose jusqu'à l'impossible. Tous ceux qui ont fréquenté la population fidèle à l'hydrothérapie ont pu rencontrer des fanatiques qui ne trouvent jamais d'eau assez froide ni de douche assez puissante. Les dangers de ces abus sont palpables. Le jeu régulier des organes s'opérant facilement sous l'influence des stimulants naturels au milieu desquels nous vivons, telle est la santé idéale ; et mettre l'exercice de sa vie à la discrétion de l'eau froide est aussi triste que de le subordonner à l'action de l'alcool, de l'absinthe, de l'opium ou du tabac.

MASSAGE

Le massage étant employé concurremment avec l'exercice dans l'administration de la douche, nous croyons devoir, dans l'espace qui nous reste, donner quelques passages du chapitre que nous avons publié dans la *Gymnastique de l'opposant*.

Les effets du massage sont complexes et se manifestent sur l'ensemble des fonctions générales avec plus ou moins d'évidence. Sous cette action la peau est débarrassée de tous ses produits épidermiques, de l'enduit sébacé et de tous les corps étrangers qui obstruent les bouches innombrables de son appareil glandulaire, entravent son travail dépurateur, et agissent comme irritants locaux, en donnant lieu à un certain nombre d'affections bien connues. La peau de la partie massée réduite presque à la couche des jeunes cellules est plus molle, plus humide et conséquemment plus apte à ses doubles fonctions d'exhalation et d'absorption.

Les houppes nerveuses épanouies en nombre immense à la surface du corps sont stimulées et rendues plus aptes aux perceptions, par l'afflux plus considérable du sang, par les modifications physiques apportées à la peau et par l'excitation directe.

Des changements surviennent dans l'état de la circulation susceptibles d'applications thérapeutiques fréquentes. Les effets de la friction diffèrent suivant sa direction et suivant le degré de pression qui l'accompagne. Légère et dirigée en tous sens, elle a pour but de reporter le sang dans tous les points du réseau capillaire où ce fluide n'a pas de courant déterminé. Plus forte et opérée dans la direction du cœur, elle agit sur les veines et augmente la vitesse du courant sanguin. Toutes les manœuvres du massage, pressions, percussions, torsions, mouvements passifs, concourent puissamment à cet effet. Elles agissent sur les veines par l'intermédiaire des tissus directement pressés, percutés ou tordus, et tendent à déplacer le sang dans le vaisseau ; mais comme, en vertu de la disposition des valvules, ce liquide ne peut qu'avancer, marcher vers le centre, la fonction veineuse acquiert une somme de puissance qui, à elle seule, suffit pour expliquer une grande partie des surprenants effets du massage.

Les œdèmes, les congestions, les inflammations chroniques cèdent miraculeusement à l'emploi de ce moyen puissant suffisamment continué, et comme tout ce que nous venons de dire des veines s'applique au système lymphatique, qui n'est en définitive qu'un diverticulum du grand appareil veineux, on s'explique également la puissance du massage comme moyen résolutif des engorgements scrofuleux, des tumeurs ganglionnaires, dans l'élimination en général d'éléments qui ont vécu, de résidus dont la présence est une charge et une menace pour l'économie.

L'action du massage sur l'appareil locomoteur s'exerce surtout sur les éléments passifs du mouvement. Par les mouvements imprimés aux articulations, par le pétrissage des chairs, la synovie et la sérosité qui remplissent certaines fractions du tissu cellulaire se trouvent augmentées; les tissus blancs, tendons, ligaments, aponévroses d'insertion et d'enveloppe, sont entretenus dans leur état naturel de souplesse; le mouvement d'ossification qui, vers l'âge moyen de la vie, rayonne des os vers les parties voisines, se trouve forcément enrayé. Ainsi s'expliquent la liberté et la facilité des mouvements, la vivacité et l'élégance des allures chez les personnes qui se soumettent fréquemment à cette exigence de l'hygiène.

Les manœuvres exécutées sur l'abdomen agissent sur les viscères qu'il contient à travers la flexibilité de ses parois. Les pressions, les percussions, les malaxations opérées sur l'abdomen et guidées par l'intelligence de l'anatomie et de la physiologie de cette cavité, aident à la progression de la masse alimentaire dans l'intestin, à celle de la bile, à l'absorption de la veine porte et des vaisseaux chylifères.

L'administration du massage exige un concours de qualités physiques et morales et une habileté qui se trouvent rarement unies. Le masseur doit être vigoureux, habitué à la fatigue, agile, exempt de difformités et d'odeurs, de mœurs douces et honnêtes, versé dans la pratique de son art et suffisamment instruit en anatomie et en physiologie pour comprendre les prescriptions médicales.

APPLICATIONS THÉRAPEUTIQUES

Valleix, Grisolle, Hardy, et presque tous les auteurs classiques conseillent les frictions dans toutes les phlegmasies aiguës ou chroniques de la poitrine et des voies aériennes, coryza, laryngite, bronchite, pneumonie, inflammations des viscères abdominaux et pelviens, dans le rhumatisme, etc.

En parcourant les *consultations* de Boerhaave, on peut se convaincre que cet illustre praticien faisait de la friction, de l'exercice actif et passif un précepte presque universel. Par le scrupule qu'il met à spécifier toutes les circonstances de la médication, on peut juger de l'importance qu'il y attache ; il précise l'heure, la durée, la région ; il va même quelquefois jusqu'à indiquer la direction à donner au corps frottant et l'énergie de la pression. Il n'oublie pas non plus l'exercice actif et passif qu'il confond avec la friction, dans sa pensée et dans son langage. Si l'on passe à l'examen de ses prescriptions pharmaceutiques, à leur caractère inoffensif, on voit qu'il y attache peu de prix. Mais tout ce qui touche à l'exercice doit être religieusement observé. *Observandum religiose.*

Après tous les détails dans lesquels nous sommes entré, il peut sembler superflu d'analyser son mode d'action dans la thérapeutique des phlegmasies des congestions, des œdèmes, des épanchements sanguins, etc. Néanmoins, quelques exemples pourront peut-être contribuer à élucider ce point important de médecine pratique. Supposons nous en présence d'une brûlure récente de la main, au premier ou au second degré, qui sont, comme on sait, les plus douloureux. L'organe est rouge, tuméfié, chaud, douloureux ; cet état dénonce une congestion évidente, un afflux de sang déterminé par un stimulant venu du dehors, et dont nous n'avons pas ici à examiner le mode d'action. Tous les phénomènes morbides sont dus à cette congestion et durent tant que dure la stimulation ; dans des circonstances analogues, le mal peut même persister au delà de cette action, par suite des exsudations qui peuvent accompagner la plénitude du réseau vasculaire. Or, si l'on place le membre malade de manière à faciliter la circulation veineuse, et que l'on exerce des frictions, des pressions, des malaxations dans le sens du courant sanguin, c'est-à-dire de l'extrémité libre de la main vers l'épaule, on aura d'une façon absolue empêché la congestion et coupé court aux phénomènes actuels et aux accidents consécutifs. Cet effet est évident, certain, infaillible. Il suffit seulement de prolonger un peu loin les manœuvres dans la direction de l'avant-bras, pour assurer le retour du sang, et, condition indispensable, de continuer l'opération jusqu'à épuisement complet de l'action stimulante. Faute de se conformer à ce précepte, l'effet serait nul et même fâcheux, car il surviendrait une sorte de réaction avec exacerbation de tous les symptômes. La même théorie s'applique à l'œdème, même à celui qui est sous la dépendance des maladies organiques du cœur. Les pratiques du massage expriment pour ainsi dire la sérosité qui inonde le tissu cellulaire, et la forcent de rentrer dans les veines, qui vont alors l'éliminer par les voies de sécrétion normale, poumon, rein, peau, etc. Cette considération doit frapper tous ceux qui ont eu à soigner les affections organiques du cœur, où l'état des fonctions digestives et nerveuses, les hydropisies, la cachexie cardiaque, font une nécessité impérieuse de l'exercice, et où l'état du cœur fait une nécessité encore plus impérieuse du repos. Son action est également efficace contre les ecchimoses, les bosses sanguines, et ici nous pouvons invoquer le témoignage d'un homme peu suspect de tendresse à l'égard des procédés douteux : « Telle collection sanguine, qui demande six semaines pour la résoudre par l'emploi exclusif des topiques, peut être guérie en deux jours par l'écrasement. En comprimant avec les pouces la collection sanguine, M. Velpeau a forcé le sang à s'infiltrer dans les mailles du tissu cellulaire. Or, on sait que le sang infiltré se résorbe bien plus rapidement que le sang formant dépôt, et il suffit, en effet, de quelques applications résolutives, dont à la rigueur on pourrait se passer, pour arriver à la guérison. L'écrasement, ou plutôt le massage auquel on a recours dans ce cas, est donc véritablement un remède salutaire et dépourvu d'inconvénients. » *(Journal de médecine et de chimie pratiques, 1848.)*

Les mêmes observations se rapportent encore au traitement des kystes synoviaux, connus sous le nom de ganglions, des lipomes, des loupes enkystées, etc.

Le rhumatisme musculaire, le lumbago, le torticolis, les troubles digestifs, les étouffements causés par les gaz du tube digestif, la gastrite, l'entérite chronique, les aigreurs, les renvois, les régurgitations sont dissipés ou soulagés par ce moyen combiné avec des exercices appropriés et des lotions. Dans la constipation et le météorisme, quand il n'existe pas d'obstacle mécanique à la circulation des matières intestinales, M. Piorry conseille les pressions sur le ventre. On les pratique avec assez d'énergie pour atteindre les viscères, et on commence dans la fosse iliaque gauche en continuant vers le côlon ascendant et le côlon transverse. Ce moyen, dit-il, est entièrement fondé sur l'anatomie.

Ce que nous avons dit précédemment des névroses, des maladies constitutionnelles, de la goutte, de la scrofule, etc., suffit amplement pour justifier l'emploi du massage dans leur traitement et en expliquer le mode d'action.

Les personnes atteintes de polysarcie en éprouvent les plus heureux effets.

Larrey rapporte que les médecins égyptiens appliquent principalement le massage contre toutes les maladies dans lesquelles les fluides sont disposés à stagner. Telle est, en effet, dans sa formule la plus générale, la théorie à laquelle conduit une longue pratique du massage.

DE L'ENTORSE

Cet accident affecte une prédilection marquée pour les articulations ginglymoïdales ; il est surtout commun au cou-de-pied. Sa gravité comporte une infinité de nuances. Exempt de complications, léger, et sur les sujets purs de toute diathèse, il guérit bien ordinairement; mais, dans les conditions contraires, il n'est pas rare de le voir entraîner une désorganisation complète de l'articulation. Les statistiques des hôpitaux militaires établissent que les trois quarts environ des amputations de jambe ou de pied n'ont pas d'autre origine.

D'ailleurs, l'application du massage à l'entorse n'a d'empirique que les mains auxquelles la chirurgie en abandonne le soin. Elle est aussi rationnelle que les autres médications que la science officielle lui oppose, comme le démontre l'examen des phénomènes anatomiques et symptomatiques de la lésion. Dans l'écartement brusque et momentané des surfaces articulaires qui constitue l'entorse, tous les tissus voisins de l'articulation ont subi un tiraillement violent. Les ligaments et les tendons ont été arrachés, rompus ou déplacés; les muscles eux-mêmes, par l'intermédiaire de leurs tendons, ont participé au désordre; les vaisseaux sanguins et lymphatiques ont été déchirés; les nerfs ont été distendus; la synoviale et les gaines tendineuses, herniées et ouvertes, ont laissé échapper leur contenu; les os sont quelquefois arrachés. Ces ravages organiques donnent nécessairement lieu à une douleur vive, à une ecchymose et à un gonflement considérable, résultat de l'épanchement du sang, de la lymphe et de la synovie. Tels sont, en effet, les symptômes de l'entorse.

Le seul but que l'on puisse raisonnablement se proposer, est de provoquer la résolution de l'épanchement, cause de la douleur, de l'ecchymose, de la tuméfaction et de la gêne des mouvements. Pour atteindre ce résultat, les chirurgiens procèdent diversement : les uns, immobilisant l'articulation, l'abandonnent au repos en attendant que le jeu naturel de la circulation ait déterminé la résorption du liquide extravasé; c'est l'expectation absolue. D'autres, partisans d'une médication plus active, emploient les astringents, les résolutifs, les réfrigérants, la compression. L'action des astringents et des résolutifs étant incertaine, faible ou nulle, leur mise en œuvre ne diffère pas essentiellement de la méthode expectante. Les réfrigérants ont plus d'énergie, mais ne sont pas sans danger, et la compression, pour être efficace, devant être assez forte, est difficilement supportée à cause de la douleur qui l'accompagne.

Voici l'exposé résumé de notre pratique dans les cas ordinaires pour le massage de l'entorse :

Le malade est assis à côté de l'opérateur, le pied posé sur ses genoux. La région sur laquelle doivent spécialement porter les manipulations est immédiatement enduite d'huile d'amandes douces ou de toute autre substance analogue. On procède ensuite avec les deux mains ouvertes, et principalement avec la pulpe du doigt, à des frictions très douces, dirigées dans le sens du courant veineux, pratiquées sur tout le pourtour de l'articulation et dépassant un peu les limites de la tumeur en haut et en bas. De temps en temps on les prolonge, en appuyant un peu plus fortement sur le trajet des deux saphènes, c'est-à-dire, pour la saphène externe, suivant une ligne étendue du bord postérieur de la malléole externe à l'angle inférieur du losange poplité ; et, pour la saphène interne, suivant une ligne partant de la face interne de la malléole interne, longeant le même bord de la jambe, sur le côté interne de la cuisse jusqu'au sommet du triangle de Scarpa.

On agit de même sur les veines sous-aponévrotiques en pétrissant et en malaxant le membre inférieur dans la direction bien connue des veines tibiale postérieure, péronière, poplitée et fémorale. Après vingt-cinq ou trente minutes de ce travail, on imprime à l'articulation malade quelques mouvements lents et limités d'extension et de flexion, d'adduction et d'abduction, et l'on recommence les frictions avec un peu plus de force et en les alternant avec des mouvements passifs un peu plus étendus. On continue à agir ainsi jusqu'à ce que la douleur et la tumeur aient complétement disparu. Du reste, la durée totale de l'opération et de chacune de ses phases, le rhythme des mouvements passifs et des frictions, leur alternance, la progression ascendante de l'énergie à développer, varient avec chaque cas particulier. Dans la conduite des manœuvres, l'on doit surtout s'inspirer des sensations du malade, et pécher plutôt par excès de douceur que d'audace.

La guérison est d'autant plus prompte et plus sûre que le massage est plus voisin de l'accident.

QUELQUES MOTS SUR LA GYMNASTIQUE [A]

Ainsi que nous le disons plus haut, le progrès incessant de la civilisation tend à réduire de plus en plus le rôle de l'appareil musculaire. L'homme social se meut avec les muscles des animaux ou avec l'aile rapide de la vapeur, et il confie au bras mécanique de l'industrie la majeure partie du travail destiné à produire les éléments de sa subsistance. Tous les jours la découverte d'une machine nouvelle élimine de l'atelier manuel un certain nombre de travailleurs, et les rejette dans les professions sédentaires.

[A] Extrait de la Méthode.

Cependant la nécessité de la dépense musculaire demeure une des lois providentielles les plus positives (1). « La loi du travail que nous a imposée l'au-
» teur de la nature entrait dans le plan de notre
» conservation, et pour que nous ne manquassions
» pas à cette loi, il nous a fait du travail une néces-
» sité. Malheur à ceux qui cherchent à s'y sous-
» traire : les maux sans nombre dont ils sont affligés
» et qui sont l'expression d'une vie réduite à un
» moindre terme, leur font payer cher l'infraction de
» cette loi sacrée. » Dans les conditions actuelles, la gymnastique est donc un besoin individuel indispensable. Telle qu'on la pratique ordinairement, elle est loin de satisfaire aux exigences hygiéniques et médicales. Ses procédés répugnent au grand nombre ; ils sont souvent dangereux : on peut dire que les jeunes enfants, les malades, les femmes, les vieillards sont exclus de son bénéfice. En outre, enseignée par des hommes fort habiles sans doute, mais étrangers presque toujours aux connaissances spéciales de l'hygiène et de la médecine, elle est purement *athlétique*, c'est-à-dire vicieuse, pour nous servir de l'expression de GALIEN. Dans ce cas, non-seulement elle manque le but, mais souvent elle est nuisible, car, au dire de Galien, *de Mercuriali*, de saint Jérôme, les athlètes de l'antiquité vivaient peu longtemps. Nous pourrions encore lui adresser le reproche de développer exclusivement et au hasard tel ou tel système de muscles sans s'inquiéter si, à la longue, cette manœuvre n'amènera pas un défaut d'harmonie entre les parties molles et les leviers, d'où résulteront plus tard les formes trapues et l'attitude embarrassée de l'HERCULE.

C'est pour obvier à tous ces inconvénients que nous avons voulu rendre la gymnastique a sa destination naturelle ; en faire une branche de l'hygiène en même temps qu'un moyen de médication analogue

(1) DAVID, *Dissertation sur les effets du mouvement.*

à l'usage du bain simple ou médicamenteux ; à l'administration du fer, de l'opium, du quinquina... Nous avons voulu mettre au jour un système de gymnastique rationnel, fondé sur la physiologie humaine, peu coûteux, exempt de danger, accessible à tous les âges et à toutes les constitutions, suceptible d'être rigoureusement raisonné et gradué dans ses effets, dosé, pour ainsi dire ; se pliant, en un mot, à toutes les exigences de l'hygiène ou de la thérapeutique, comme tous les autres agents de la matière médicale. Nous avons voulu surtout qu'il fût commode et portatif ; qu'il pût accompagner l'élève à la campagne ou en voyage; qu'il pût immédiatement et aisément fonctionner dans l'étroite enceinte d'un salon, d'une chambre ou d'un cabinet de travail ; qu'il pût, en un mot, devenir un meuble de famille et l'agent précieux et indispensable de l'éducation du corps.

Nous croyons inutile d'ajouter que l'appareil fournit, dans son ensemble, les moyens d'accomplir des exercices analogues ou équivalents à ceux de la gymnastique ordinaire. Les mouvements s'accomplissent suivant une échelle harmonique s'élevant insensiblement de zéro au maximun de la force humaine.

PICHERY.

GYMNASE PICHERY

RUE PASQUIER, 36, VIS-A-VIS LA CHAPELLE EXPIATOIRE

et boulevard Haussmann, 73

Cours de jeunes garçons et de jeunes filles ; Leçons pour hommes et pour femmes à l'établissement ou à domicile ; Traitement des maladies ; Abonnements au mois et à la saison, abonnements de famille, abonnements pour les pensions ; Massages particuliers ; Hydrothérapie générale.

ORTHOPÉDIE — DÉVIATIONS

NÉVROSES, DANSE DE ST-GUY, RHUMATISMES, LUMBAGO.

On trouve à l'établissement et chez GERMER BAILLÈRE, libraire de l'École de Médecine, rue Hautefeuille, 19, la **GYMNASTIQUE DE L'OPPOSANT.** 1 vol. grand in-8°. Prix : 5 francs.

Le *Manuel de gymnastique hygiénique et médicale du gymnase de chambre* PICHERY. — 1 vol. in-18 avec gravures. PRIX : 5 francs. Par J.-L. PICHERY.

Paris. — Impr. Waltez, rue de l'Abbaye, 22.

www.ingramcontent.com/pod-product-compliance
Ingram Content Group UK Ltd.
Pitfield, Milton Keynes, MK11 3LW, UK
UKHW022351120726
13694UKWH00004B/1815